PHARMACOPÉE

DU

DISPENSAIRE DERMATOLOGIQUE

DU DOCTEUR TRONCIN.

TRAITEMENT SPÉCIAL DES MALADIES DE LA PEAU

ET DES

ORGANES GÉNITO-URINAIRES.

Consultations publiques et distributions gratuites
de médicamens aux indigens, tous les jours jusqu'à dix heures
du matin.

LIGNES ET APPAREILS DE SAUVETAGE

POUR LES ASPHYXIÉS PAR SUBMERSION.

Rue Ménilmontant, 28, près le Canal.

A Paris.

CHEZ L'AUTEUR,

RUE MÉNILMONTANT, 28, PRÈS LE CANAL.

1841

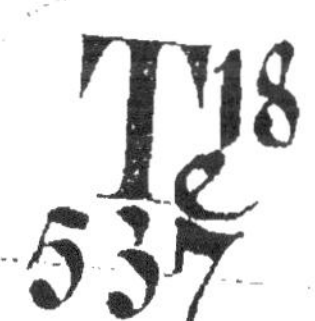

PHARMACOPÉE

DU

DISPENSAIRE DERMATOLOGIQUE

DU DOCTEUR TRONCIN.

IMPRIMERIE DE Mme Ve DONDEY-DUPRÉ,

46, rue Saint-Louis, au Marais.

PHARMACOPÉE

DU

DISPENSAIRE DERMATOLOGIQUE

DU DOCTEUR TRONCIN.

TRAITEMENT SPÉCIAL DES MALADIES DE LA PEAU

ET DES

ORGANES GÉNITO-URINAIRES.

Consultations publiques et distributions gratuites
de médicamens aux indigens, tous les jours jusqu'à dix heures
du matin.

LIGNES ET APPAREILS DE SAUVETAGE

POUR LES ASPYXIÉS PAR SUBMERSION.

Rue Ménilmontant, 28, près le Canal.

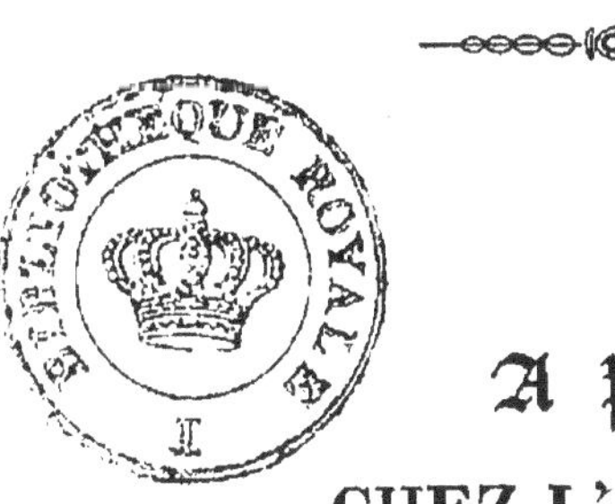

A Paris.

CHEZ L'AUTEUR,

RUE MÉNILMONTANT, 28, PRÈS LE CANAL.

1841

AVERTISSEMENT.

Un médecin praticien qui adopte une spécialité morbifique, qui s'y livre presque exclusivement, acquiert par la comparaison des faits observés avant lui et ceux qu'il est à portée d'analyser, une expérience d'autant plus importante que ces faits sont nombreux, que ses idées médicales sont surtout exemptes de préoccupation de système et de tout préjugé scientifique. Une des conséquences forcées de cette étude spéciale, est la recherche des moyens de médication capables de suppléer à l'insuffisance de ceux qu'on possède déjà, ou tout au moins leur modification. Le médecin qui n'aurait atteint qu'en partie ce but, doit, par ses devoirs envers l'humanité et pour sa conscience, mettre à la connaissance de tous ses moyens de guérir. C'est pour remplir cette obligation que nous nous sommes déterminés à publier dans la Pharmacopée de notre dispensaire nos moyens préservatifs dans les maladies contagieuses et ceux capables de les guérir. Leur efficacité est constante, employés tels que nous l'indiquons, en ne négligeant aucune des recommandations, et surtout en ne faisant subir à ces formules aucunes modifications. Le plus grand nombre sont rapportées ici sans aucune importance, seulement elles forment pour nous la base d'une médication active et énergique, résumée en quelques mots. Elles sont destinées à abréger considérablement le temps là où les consultations sont nombreuses et où les secours donnés aux pauvres sont abondans.

ANTI-PSOROSYPHILIDE

OU

PRÉSERVATIF DU DOCTEUR TRONCIN,

CONTRE LA MALADIE VÉNÉRIENNE,

PRÉPARÉ

PAR PEIGNÉ, PHARMACIEN,

Rue Ménilmontant, 26.

------◆------

Dans cette préparation il entre des plantes qui ont des propriétés extraordinaires et peu connues ; plusieurs d'entre elles cependant ont déjà été signalées à diverses époques, à cause de leurs effets surprenans. L'*alisma plantago* a été donné il y a quelques années et se trouve préconisé aujourd'hui dans les provinces les plus éclairées de la Russie, comme guérissant constamment l'hydrophobie. Les racines de cette plante marécageuse, au moment où elles sont arrachées, exhalent une odeur de chlore pur ; les tubercules conservent même longtemps cette odeur, et par leur division laissent découler un suc laiteux, gommo-résineux, soluble seulement par l'éther.

La *ciguë aquatique* contient une huile essentielle qui possède une vertu dépurative à un très-haut degré. Le produit de sa distillation exige d'être cohobé, afin d'être employé pour la composition de l'*anti-psorosyphilide*.

L'*asclépias*, plante dont les vertus sont peu connues, est cependant très-énergique. Elle a une propriété hémostatique très-prononcée. Son eau distillée, prise à la dose de quelques cuillerées à bouche, arrête les hémorrhagies utérines et les hémoptysies qui jusque là avaient résisté à une foule de moyens reconnus comme très-actifs.

L'eau hémostatique du chevalier Bellini ou Belloni , si connue à Naples et dans le royaume des Deux-Siciles comme étant employée avec tant d'efficacité contre les fleurs blanches et contre toute hémorrhagie, excepté celles provenant des lésions des gros vaisseaux , n'est autre chose qu'une simple eau distillée d'*asclépias*.

L'efficacité de cette eau hémostatique a été reconnue, constatée, après nombre d'expériences, par plusieurs de nos meilleurs médecins en chef des services médicaux les plus importans de la capitale.

La *verveine* est tellement efficace dans une foule de circonstances, que les peuples de l'antiquité la regardaient avec une sorte de vénération et comme un présent des dieux. Ils l'appelaient *herbe sacrée*.

Les autres substances sont plus ou moins connues, plus ou moins employées. Toutes exigent d'être en rapport ainsi qu'il suit. Cet ordre est de rigueur.

Eau distillée de verveine....................	1 litre.
id.	de racines d'asclépias..........	1
id.	de racines et de tubercules d'a-lisma plantago..............	1
id.	de ciguë aquatique, feuilles, fleurs, graines.............	1
id.	de menthe poivrée en état de floraison..................	1

Mêlez.

Faites passer pendant une demi-heure, dans ces eaux distillées, un courant de chlore pur au moyen de l'appareil de Woulf.

Dissolvez :

Deuto-chlorure de mercure...	3 gramm. 30 cent.
Dans eau de Cologne........	1 litre.

Ajoutez :

Essence de menthe poivrée...	8 gramm.

Essence de bergamote.......   8 gramm.
  id.   de cédrat..........   8
  id.   de citron..........   8
  id.   de Portugal........   8
Agitez fortement. Ajoutez ensuite :
  Ether sulfurique..........   8

Agitez de nouveau et mêlez toujours en agitant avec la réunion des eaux distillées ci-dessus.

Cette eau, ainsi préparée, peut être considérée comme le meilleur des cosmétiques ; elle ne détruit nullement la sensibilité de la peau ; elle ne la ride jamais : son emploi donne une sensation de fraîcheur infiniment agréable. Elle n'est jamais nuisible. Elle est dépurative à un tel degré qu'elle peut, étant employée seule, détruire les cas les plus invétérés. Dans les maladies récentes, employée en lotions et en frictions, elle ne manque jamais son effet.

Comme eau de toilette, elle préserve de toute affection de matrice, d'engorgement squirrheux, utérin, de fleurs blanches, de dartres, de boutons, de taches de rousseur.

SIROP SUDORIFIQUE ET DÉPURATIF.

Salsepareille coupée................   5000 gramm.
Squine   3000
Faites macérer pendant vingt-quatre heures dans cinquante litres d'eau, à un feu doux ; épuisez ces substances par deux décoctions de douze heures.

Faites évaporer ensuite la moitié des produits résineux. Mettez à part :
  Gayac en poudre, la partie résineuse appe-
    lée cœur ....   25 kilos.

Macérez pendant vingt-quatre heures à 30 degrés centigrades dans cinquante litres d'eau.

Epuisez encore par deux décoctions en rajoutant trente litres d'eau. Passez, évaporez de moitié.

Sassafras		4 kilos.
Racines d'aunée		2
Eau		12 litres.

Faites digérer dans un bain-marie pendant quatre heures.

Racines fraîches bardane		10 kilos.
id.	patience	10
id.	gentiane	1
id.	fenouil	4
id.	persil	4
id.	saponnaire	4
Tiges de douce amère		2
Lobelie syphilitique		1
Fumeterre		5
Ciguë		2
Arundo fragmités		1500 gramm.
Petit houx		1000
Bourrache en floraison		5

Coupez, hachez toutes ces plantes. Mettez-les dans une chaudière alambic avec cent trente litres d'eau. Luttez et poussez doucement à la distillation, à un feu très-doux. Tout produit distillé doit rentrer d'heure en heure dans la chaudière.

Après quarante-huit heures d'action, on tire le liquide, dont les deux tiers doivent être évaporés.

On réunit ensuite à ces produits ainsi concentrés ceux de la squine, de la salsepareille et du gayac; on ajoute 80 kilogrammes de sucre.

Quand le pèse-sirop marquera 38 degrés, on ajoutera le produit du sassafras et de la racine d'aunée. On cuira ensuite à 32 degrés et demi.

Ce sirop se prend à la dose de deux cueillerées à soupe dans un verre d'eau, le matin, à midi et le soir. Il sera additionné selon la formule des médecins, d'opium dans les cas de gouttes rhumatismales rebelles, d'opium et de mercure dans les cas de syphilis secondaires et de douleurs ostéoscopes caractéristiques; d'opium, de mercure et d'anti-spasmodiques dans les cas de névroses syphilitiques.

En ajoutant à ce sirop le préservatif en frictions, les affections syphilitiques les plus anciennes, les plus invétérées disparaissent complètement.

SIROP ANTI-SCROPHULEUX.

Racines de raifort	1000 gramm.
Cochlearia mondé	4000
Cresson de fontaine	4000
Becabunga	2000
Trèfle d'eau	1000
Racines d'aunée fraîche	2000

Hachez, contondez ces plantes. Mettez dans un alambic avec vingt litres d'eau, distillez doucement. Retirez seize litres.

Racines gentiane		6 kilos.
id.	patience	10
id.	bardane	10
id.	fenouil	5
id.	saponnaire	4
id.	scrophulaire	4
id.	petit houx	2
Tige de douce amère		4
Fumeterre		5
Scabieuse, feuilles et racines		5
Ciguë tachetée, feuille et racines		2
Leontodon taraxacon,	id.	4

Coupez, hachez, contusez ces plantes; mettez dans une chaudière alambic, ajoutez cent trente litres d'eau, luttez et poussez doucement à la distillation. Tout produit distillé doit rentrer d'heure en heure dans la chaudière, excepté les 3e, 4e, 5e, 6e, 7e et 8e litres, qui seront déposés dans des bouteilles bien bouchées.

Après quarante-huit heures d'action, on passe le liquide, dont les 2/3 doivent être évaporés. On réunit alors les trois produits. On ajoute 250 grammes de lupuline et 79 kilogrammes de sucre ; faites un sirop pesant 32 degrés 5/10.

Ce sirop doit être constamment additionné de teinture d'iode ou d'hydrochlorate de barite, les doses variant selon l'âge, la force du malade et la gravité de la maladie.

Il sera additionné de calmans, de purgatifs, d'astringens ou des stomachiques, selon l'occurrence des cas.

Cette préparation, aidée de quelques applications topiques et du régime convenable, fond les engorgemens glanduleux, cicatrise les ulcères, fait disparaître les tumeurs blanches, et guérit la carie osseuse, lorsque la décomposition des os n'est pas trop avancée.

SIROP ANTI-DARTREUX.

Toutes les substances qui entrent dans le sirop dépuratif, excepté les bois sudorifiques. Les doses sont les mêmes ; seulement, les décoctions faites, on en prendra dix litres dans lesquels on mettra :

Lupuline........................... 300 gramm.
Racine d'aunée fraîche coupée....... 3000

Faites digérer dans un bain-marie pendant quatre heures ; passez, ajoutez à la masse des décoctions, faites évaporer convenablement et ajoutez 60 kilogrammes de sucre, faites un sirop pesant 32 degrés 5/10.

Il s'administre de la même manière que le sirop sudorifique et dépuratif, et remplace ce dernier dans toutes les affections dartreuses ou psoriques.

SIROP ANTI-PHLOGISTIQUE.

Racines cynoglosse................. 500 gramm.
id.   de guimauve............... 250

Faites macérer à froid pendant douze ou vingt heures, selon la saison, dans trois litres d'eau.

Racines de nymphea	500 gramm.
id. d'iris de Florence	250
id. de fraisier non cultivé	500
id. d'asperge fraîche	500
id. de fenouil	250
Buglosse en floraison	500
Eau	20 litres.

Faites bouillir six heures à un feu très-doux dans une cucurbite couverte de son chapiteau seulement. Passez.

Faites fondre dans S. Q. d'eau :

Gomme arabique	250 gramm.

Faites cuire en consistance de sirop. Passez. La dose est d'une cuillerée à bouche dans un verre d'eau.

On se servira de ce sirop pour édulcorer une infusion légère de bourrache, lorsqu'on voudra se procurer une douce transpiration.

En faisant cette infusion dans une décoction légère de jujubes, c'est la préparation la plus avantageuse qu'on puisse employer dans les affections aiguës de la poitrine.

Il se donne habituellement dans toutes les inflammations aiguës ou chroniques de l'estomac, du tube intestinal, et en général dans tous les cas d'affections inflammatoires indistinctement. Il ne peut par sa composition que rafraîchir, adoucir et calmer.

SIROP ANTI-GOUTTEUX.

Veratrine	4 grains.
Alcool à 30 degrés S. Q. pour dissoudre	
Résine gayac	3 gramm.
Alcool à 30 degrés S. Q. pour dissoudre	
Teinture de digitale	X gramm.

Sirop de salsepareille............... 250 gramm.
id.   diacode.................... 250 gramm.

Mêlez, s. l.

Ce sirop se prend à la dose d'une cuillerée à bouche dans un demi-verre d'eau, le matin en se levant. Cette dose est répétée d'heure en heure jusqu'à effet produit, le maximum est de trois à cinq cuillerées à bouche. Il prévient constamment les accès de goutte. Pris trois ou quatre fois par mois il calme et atténue ceux qui sont déclarés. Pris à dose légère, il prévient toute congestion cérébrale.

SIROP PECTORAL.

Lichen d'Islande premier choix....... 1500 gramm.
Pulmonaire de Chêne................ 1500

Faites bouillir doucement pendant dix heures dans trente litres d'eau. Passez.

Figues violettes..................... 1000 gramm.
Jujubes............................ 1000
Dattes privées de leurs noyaux...... 1500
Raisins de Corinthe................. 1000

Faites bouillir à feu doux pendant six heures dans douze litres d'eau. Décantez, ajoutez quatre litres d'eau. **Refaites** bouillir deux heures. Passez.

Capillaire de Montpellier........... 1500 gramm.
Hysope non desséché............... 8000
Fleurs de tussilage fraîches........ 6000
            ou   sèches.......... 2500
Stœchas........................... 1500
Lierre terrestre frais............... 6000
Pulmonaire des bois, feuilles, tiges et
    fleurs......................... 4000
Racines d'asperges fraîches......... 4000
    id.   de fenouil fraîches....... 2000

Eau .... 40 litres.

Coupez les plantes vertes, mettez dans un alambic couvert de son chapiteau, seulement pas de serpentin. Faites bouillir doucement pendant douze heures; mettez dans le milieu de la masse en ébullition :

Capillaire du Canada............... 500 gramm.
Racines d'aunée fraîches coupées.... 2000

Continuez le feu encore un quart d'heure. Passez et exprimez. Réunissez les trois produits. Faites évaporer. Ajoutez 25 kilogrammes de sucre; faites un sirop qui marque 32 degrés.

Ce sirop doit être constamment additionné de thridace ou d'extrait gommeux d'opium.

Il sera additionné de tannin pur de pelouse, de cachou, dans les cas de sueurs excessives ou de diarrhée.

Il calme, il adoucit considérablement dans les cas de phthisies pulmonaires ou de bronchite chronique. Aidé d'un bon régime et de toutes les précautions convenables, il soulage instantanément et guérit si l'on persévère dans la plupart des cas de phthisies pulmonaires parvenues même au deuxième degré.

PILULES CALMANTES.

Extraits de pavot............ 5 gramm. 55 cent.
    id.   d'aunée............. 5   55
       de thridace......... 5   55

Triturez, mêlez bien exactement, divisez en cent parties égales.

Ces pilules n'offrent aucun des inconvéniens de l'opium, calment parfaitement bien, lorsqu'elles sont bien préparées et qu'on a mis consciencieusement de la thridace, et non de l'extrait de laitue.

La dose varie de deux à six par jour. Elle doit même suivre les progressions de l'opium dans les cas où ce narcotique est administré à haute dose.

PILULES PURGATIVES.

Résine de jalap pulvérisé.....	1 gramm.	30 cent.
Aloës succotrin pulvérisé.....	3	00
Coloquinte pulvérisée........	1	00
Extrait de pavot.............	0	40

Rob. de nerp. S. Q. pour faire 48 pilules.

Dose. De deux à huit pilules, selon le tempérament, pour purger dans les cas où il n'y aura pas de phlogose du tube intestinal.

PILULES DÉPURATIVES.

Extrait, ciguë tachetée.......	1 gramm.	35 cent.
id.	saponnaire..........	2	70
id.	fumeterre..........	2	70
id.	gentiane...........	2	70
id.	d'aunée............	2	70
id.	gayac.............	2	70
id.	gommeux d'opium...	0	65
Protochlorure de mercure....	2	60

Triturez, mêlez bien exactement, et divisez en cent parties égales.

Ces pilules se donnent dans les affections syphilitiques, dartreuses, à la dose de quatre par jour ; on peut les porter graduellement à douze ; boire, après chaque dose de pilules, une tasse de décoction de racines de saponnaire.

POUDRE PURGATIVE.

Laque d'office................	33 gramm.	35 cent.

Poudre de jalap................ 132 gram.   25 centig.
Sulfate de potasse.............. 233   35
Tartrate antimonié de potasse...   1   35

Mêlez parfaitement, tamisez et divisez en cinquantes parties égales.

Chaque dose se prend dans une tasse de thé léger, ou du bouillon de veau, d'herbes ou de poulet. Une tasse de thé prise immédiatement fait mieux digérer. Il est nécessaire de boire abondamment pendant six heures soit du bouillon, soit de la tisane faite avec la poudre anti-phlogistique.

POUDRE ANTI-LAITEUSE.

Poudre d'armoise.................. 20 gramm.
   id.   séné...................... 20
   id.   millepertuis.............. 20
   id.   racines d'aristoloche ronde.. 20
   id.   d'iris.................... 20
   id.   réglisse.... 40
   id.   pervenche................. 20
   id.   sureau.................... 40
Sulfate de potasse.............. 40
Sucre........................... 80

Mêlez parfaitement, tamisez et divisez en dix parties égales.

Elle se prépare de la même manière que la poudre anti-phlogistique.

Elle s'emploie après le troisième ou quatrième jour de l'accouchement. Elle dissipe parfaitement bien tout engorgement laiteux ayant pour cause un sevrage fait sans précaution.

POUDRE ANTI-PHLOGISTIQUE.

Cachou pulvérisé............ 5 gramm. 60 cent.
Canelle de Ceylan, id...... 2   00

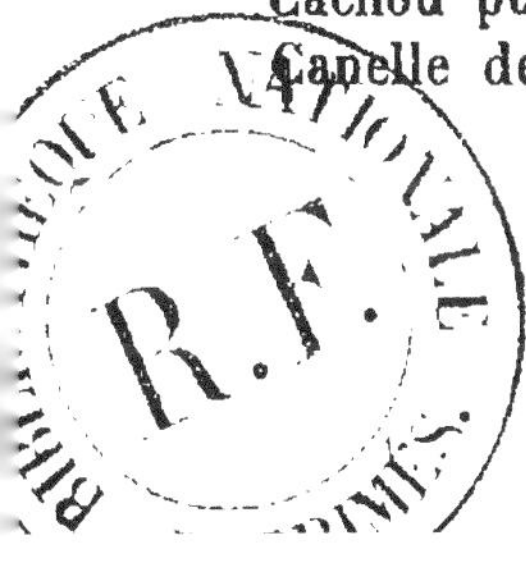

Gomme arabique, id........	20 gram.	00 centigr.
Racines de cynoglosse, id....	20	00
id. guimauve, id.......	100	00
id. iris, id.............	20	00
id. fraisier, id..........	60	00
id. réglisse, id.........	40	00
Sucre blanc, id............	80	00

Mêlez parfaitement ; tamisez et divisez en dix parties égales.

Chaque dose se prépare en la mettant dans deux litres d'eau bouillante; on retire immédiatement du feu. On laisse infuser, déposer et refroidir, ensuite on décante.

Dans toutes les inflammations en général.

POUDRE RÉPERCUSSIVE, ASTRINGENTE.

Cubèbe pulvérisé,..........	32 gramm.	00 cent.
Tannin pur de Pelouze......	3	60

Mêlez. Divisez en trente-deux parties égales.

Une dose le matin, à midi et le soir.

Cette poudre s'emploie pour faire disparaître des écoulemens blennorrhagiques, chroniques, rebelles.

Douze ou quinze doses suffisent le plus ordinairement.

Pour les injections, soit du canal de l'urètre, soit du vagin, j eme sers le plus ordinairement comme excipient du composé suivant, que je nomme Eau de cubèbe et d'asclépias.

Eau distillée d'asclépias...........	10 litres.
Cubèbe pulvérisé...............	750 gramm.

Laissez macérer à froid pendant quarante-huit heures et au bain-marie, à 50 degrés centigrades, pendant trois heures. Passez et filtrez.

INJECTIONS.

Eau de cubèbe et d'asclépias........	120 gramm.
id. rose..................	30

Tannin pur de Pelouze............. 0,40 centig.

N° 2.

Eau de cubèbe et d'asclépias........ 120 gramm.
   id.   rose................... 30
Sulfate de zinc................... 05 centigr.

N° 3.

Eau de cubèbe et d'asclépias........ 120 gramm.
   id.   rose................... 30
Acétate de plomb cristallisé........ 15 centigr.
Laudanum Sydenham.............. 1 gramm.

N° 4.

Préservatif...................... 30 gramm.
Eau simple ou de cubèbe et d'asclépias. 120 j

VIN DÉPURATIF AMER STOMACHIQUE.

Racines de gentiane.............. 100 gramm.
   id.   bardane.............. 100
   id.   patience 100
   id.   d'aunée.............. 100
Vin blanc de Chablis............. 3 litres.
Concassez les racines, faites macérer pendant huit jours, ajoutez :
Teinture de gayac................. 200 gramm.
Dose. Deux cuillerées à bouche soir et matin. Il fortifie l'estomac, facilite les digestions, donne de l'appétit.

VIN EMMENAGOGUE.

Laudanum Sydenham.............. 15 gramm.
Essence sabine 4

Teinture d'aloës composée............ 64 gramm.
Teinture alcoolique rue..... 32
    id.   d'absinthe............ 32
    id.   cantharide .... .15
    id.   myrrhe............. 15
    id.   d'aloës succotrin....... 32

Mêlez.

Racines d'aristoloche ronde.......... 64 gramm.
    id.   jalap concassé............. 64
    id.   follicules séné............,....... 32

Pour une livre de décoction, obtenue après une macération à froid pendant douze heures, sucre S. Q. pour faire 750 grammes de sirop très rapproché. Mêlez les teintures au sirop, ajoutez ensuite 75 centilitres de vin de Chablis blanc, premier choix.

Une cuillerée à bouche matin et soir, dans les cas de retard ou de suppressions de règles sans conception.

MIXTURE PURGATIVE.

Jalap choisi, lourd, résineux........ 500 gramm.
Alcool à 25 dégrés................ 4 litres.
Faites digérer pendant six jours:
Scammonée d'Alep.................. 60 gramm.
Alcool, 36 degrés............... 375
Faites digérer pendant quatre jours :
Séné............................ 500 gramm.
Sucre....................... 1500
Faites 5 livres de sirop.
Sirop de baies de nerp............ 750 gramm.

Mêlez les sirops aux teintures et aromatisez avec essence de rose S. Q. Ce purgatif se prend à la dose d'une à deux cuillerées à bouche. Il est nuisible dans le cas d'inflammation du tube intestinal.

POMMADE ANTI-DARTREUSE.

Huile d'amandes douces........... 500 gramm.
Cire vierge....................... 125
Préservatif....................... 187
Suc exprimé de la grande chélidoine et
évaporé à moitié de sa quantité au bain-
marie............................ 187
Agissez comme pour le cérat. Quand on aura terminé on
ajoutera :
Moelle de bœuf purifiée, fondue..... 125 gramm.
Aromatisez avec une huile essentielle.

POMMADE CONTRE LES DARTRES DE NATURE SYPHI-
LITIQUE.

Huile d'amandes douces........... 500 gramm.
Cire vierge....................... 125
Eau de rose....................... 125
Préservatif....................... 250
Agissez comme pour le cérat. Ajoutez ensuite :
Moelle de bœuf fondue............ 125 gramm.

POMMADE TRICHOGÈNE.

Moelle de bœuf.................... 120 gramm.
Cérat 120
Axonge lavé....................... 120
Tannin pur de Pelouze............. 8
Noix de galle pulvérisées.......... 24
Charbon animal pulvérisé.......... 48

Laudanum Sydenham.............. 13 gramm.
Mêlez, aromatisez avec
Essence de citron................. 2 gramm.
   id.   de menthe poivrée......... 1
Divisez en pots de 32 grammes.
Cette pommade arrête et empêche la chute des cheveux.

ESPÈCES ANTI-PHLOGISTIQUES.

Racines de guimauve mondée.
  id.   cynoglosse.   ana.
  id.   asperge.   10 grammes.
  id.   réglisse.
Bouillir un quart d'heure dans 3 litres d'eau.

ESPÈCES ASTRINGENTES.

Racines bistorte.
  id.   consoude.   ana.
  id.   tormentille.   10 grammes.
  id.   réglisse.
Bouillir un quart d'heure dans trois litres d'eau.

ESPÈCES PECTORALES, N.º 1.

Fleurs de violette................... une pincée.
  id.   mauve...................... id.
  id.   coquelicot................ id.
  id.   molène.................... id.
Faites infuser dans une décoction de réglisse.

ESPÈCES PECTORALES Nº 2.

Lichen d'Islande blanchi............ 10 gramm.
Pulmonaire de Chêne............... 10
Racines cynoglosse................. 10
   id.   réglisse................... 10

Bouillir un quart d'heure dans trois litres d'eau , faire infuser une pincée de fleurs de tussilage et une pincée de stœchas.

ESPÈCES DÉPURATIVES.

Racines bardane................... 10 gramm.
   id.   patience.................. 10
   id.   gentiane................. 10
   id.   saponnaire............... 10

Bouillir un quart d'heure dans trois litres d'eau .

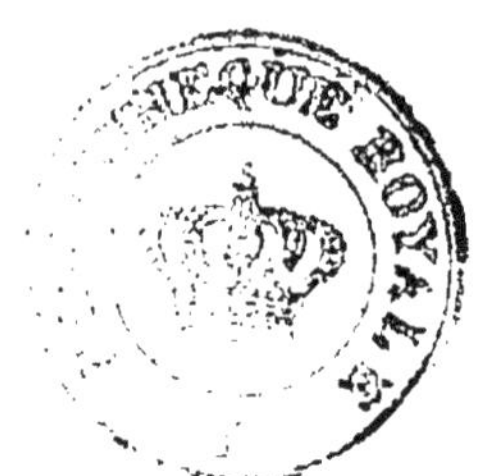